W0343819

Schlanker Body 40+
Abnehmen und Haut straffen ohne OP

Lisa Faustbrandt

Copyright © 2018 Lisa Faustbrandt

Alle Rechte vorbehalten.

Abnehmen mit 40+ ist wie eine Abenteuerreise. Sie müssen die Ziele festlegen, die Route planen und abheben.

INHALT

EINLEITUNG 1

KAPITEL 1) MIT DIESER METHODE ERKENNEN SIE IHR DRINGLICHSTES PROBLEM 3

KAPITEL 2) SO STARTEN SIE DIE ROUTE ZUM SCHLANKEREN ICH 10

KAPITEL 3) SO SCHNELL ZEIGEN SICH RESULTATE 17

KAPITEL 4) WAS SIE ÄNDERN MÜSSEN, UM ABZUNEHMEN 21

KAPITEL 5) 12 ERNÄHRUNGSTIPPS – ABNEHMEN & HAUT STRAFFEN 24

KAPITEL 6) 5 TIPPS FÜR FANTASTISCHE RESULTATE 43

KAPITEL 7) SO BEHALTEN SIE DIE TOTALE KONTROLLE BEIM ABNEHMEN 56

KAPITEL 8) NOCH WENIGE SCHRITTE UND SIE ERREICHEN IHR ZIEL 60

KAPITEL 9) IHRE HELFER AUF DEM WEG ZUM SCHLANKEREN ICH 66

SCHLUSSWORT ZU IHREM NEUSTART 68

LITERATUR 72

Viel Erfolg auf Ihrer Body-Reise! Und vergessen Sie nicht, „Ansichtskarten“ und Erlebnisse zu sammeln.

EINLEITUNG

40+ ein spezieller Abschnitt im Leben einer Frau. Die einen verteufeln diesen, die anderen nehmen die Herausforderungen an.

Wir haben es tatsächlich selbst in der Hand, wie wir mit diesem „Wechsel" umgehen. Wir können die Hände in den Schoß legen und die überschüssigen Pfunde und die nun nicht mehr ganz so feste Haut als „normal in diesem Alter" annehmen.

Oder wir nehmen das Ruder selbst in die Hand und schaffen uns den Body, welchen wir uns schon immer gewünscht haben. Wir rudern zu neuen Ufern und haben Spaß daran.

Denn seien wir ehrlich, die (oft unschönen) Veränderungen zeigen uns eigentlich nur, dass im Laufe der Zeit etwas aus den Fugen geraten ist. Aber wir wissen, dass es nie zu spät ist, einen Neubeginn zu starten.

Die meisten von uns wollen nicht krampfhaft jung aussehen. Wir wollen uns wohlfühlen in unserem Body.

Also legen wir los. Mit Leib und Seele starten wir unser Body-Projekt. Entspannt, federleicht und mit Konzept erreichen wir unsere Ziele. Schon auf dem Weg dahin werden wir so richtig viel Spaß haben und das neue Lebensgefühl genießen.

Ich wünsche Ihnen viel Freude bei der Umsetzung dieses Konzeptes.

Lisa Faustbrandt.

KAPITEL 1) MIT DIESER METHODE ERKENNEN SIE IHR DRINGLICHSTES PROBLEM

Wenn es um die Haut und den Body als Ganzes geht, so kommen mit 40+ vor allem zwei Probleme Hand in Hand.

Schlaffe Haut
Gewichtszunahme

Das erste Problem: Schlaffe Haut. Das kennen viele von uns nur zu gut. Vor allem ab 40+ nimmt die Hautelastizität ab.

Ob Gesichtskonturen, die Oberarme oder gar die Innenseiten der Oberschenkel ... die Haut an diesen Stellen folgt der Erdanziehungskraft und hängt fast schon losgelöst vom Rest des Bodys. Oft hat man das Gefühl, dass die Haut zu einer echten Hängepartie wird. Dabei spielt es keine Rolle ob Dünn oder Dick.

Das zweite Problem: Gewichtszunahme oder auch *nur* Konturenveränderung. Ab 40+ verändert sich der Body sichtbar. Oft nehmen wir an Gewicht zu.

Und auch wer nicht zunimmt, verliert seine einst leichte und schlanke Körperform. Die Umrisse verändern sich, die Taille verschwindet und der einst flache Bauch wird rund.

Die einzelnen Hautpartien wirken oft wie ausgeleiert (ich sage nur … Oberschenkelinnenseiten! Winkearme! … um nur zwei Bereiche zu nennen).

Bei mancher von uns schwingt auch die Körpermitte bei jedem Schritt mit. Die Elastizität geht verloren und mit ihr die Leichtigkeit beim Springen oder Laufen.

Doch es geht auch anders. Dieser Ratgeber ist ein Bericht direkt aus der Praxis. Einfach in der Umsetzung zeigen die Tipps wirklich gute Resultate.

Der Erfolg liegt in der richtigen Kombination bekannter Aspekte.

Jeder, der schon einmal vor der Aufgabe stand, Gewicht reduzieren zu müssen/wollen, weiß auch wie schwer es ist.

Fakt ist: mit 30 oder auch 40 Jahren können die meisten ihre überschüssigen Pfunde recht schnell loswerden. Aber irgendwann ab 40+ und vor allem noch später wie z.B. in den Wechseljahren wird es mit der Gewichtsreduktion immer schwieriger.

Zunächst kneift die Bluse nur wenig. Die Hose sitzt plötzlich viel zu eng. Irgendwann muss eine andere Kleidergröße her. Und ehrlich … spätestens im nächsten Frühling wird das Thema Abnehmen wieder top aktuell.

„Jetzt geht es los“, heißt es dann immer. Einige von uns kaufen sich Pillen und Tinkturen.

Manchmal funktioniert es sogar ganz gut mit der Gewichtsreduktion. Doch spätestens nach einigen Wochen steht das Problem wieder dick im Hosenbund oder der Bluse.

Sicher haben auch Sie sich in dem einen oder anderen Szenario wiedererkannt. Wenn nicht, dann vielleicht hier ….

Mit 20 oder 30 oder gar noch 40 Jahren haben wir kaum auf unsere Oberschenkelinnenseiten geachtet. Ehrlich … ich wusste nicht einmal, dass dieser Bereich so wichtig ist, dass er sogar einen eigenen Namen hat.

Also wirklich. Beine waren Beine. Basta. Ab 40+ wird der Body plötzlich in „Problemzonen“ aufgeteilt.

Autsch. Die Kosmetikindustrie versucht natürlich für jede Problemzone eine Speziallösung parat zu haben, welche aber nur selten erfolgreich sind.

Erinnern Sie sich noch an früher, unbeschwerte

Sommer, ärmellose Blusen? Tolles Gefühl, nicht wahr? Tja, so ab 40+ oder vielleicht erst 50+ ist das Gefühl nicht mehr ganz so toll.

Weich, schwingend und irgendwie aus der Form geraten - Winkearme. Und wer Gewicht reduzieren konnte …. hat das „weiche und mitschwingende“ Problem noch deutlicher vor Augen.

Wenn man mit 40+ sein Gewicht reduzieren möchte und gleichzeitig die Haut straffen muss, sollte man das „Body-Projekt“ als Ganzes und nicht in einzelne Problemzonen aufgeteilt ansehen.

Die Sache mit dem „Abnehmen ab 40+“ wird nämlich sonst für viele zum Desaster. Frustrierend.

Oft nimmt man ab. Was dann folgt, sind neue Probleme. Entweder schlaffe Haut, die bei jeder Bewegung mitschwingt, oder der berühmte „Jo-Jo-Effekt“ als Folge einer falschen Diät.

Fakt ist: Sie müssen nicht hungern, um Gewicht zu verlieren. Im Gegenteil!

Regelmäßige Mahlzeiten sind das A und O einer erfolgreichen Ernährungsumstellung. Ziele werden so viel schneller erreicht.

Sie halten Ihren Hunger unter Kontrolle und nehmen einfacher ab. Sie werden Pfunde verlieren und dabei die Haut deutlich straffen.

Also Leinen los! Lassen Sie uns gemeinsam das

Abenteuer „Abnehmen mit 40+“ beginnen.

Lassen Sie uns den Wechsel zu einem schlankeren und strafferen Body starten.

Es wird nicht einfach sein und Sie brauchen Willenskraft, um erfolgreich zu sein, aber Sie werden Ihr Ziel erreichen.

Abnehmen mit 40+ ist wie eine Abenteuerreise! Sie müssen Ihre Ziele festlegen, Ihre Route planen und dann abheben!

Wir wissen alle, wie es ist, wenn wir eine Reise planen.

Wir machen eine Bestandsaufnahme, planen die Reiseroute, nehmen einen Kompass mit, um von der Route nicht abzuweichen und lassen uns gespannt auf das Abenteuer ein.

Vor allem aber freuen wir uns riesig!! Also, wo ist das Lächeln auf Ihren Lippen?

Ok, legen wir mit der **Bestandsaufnahme** los. Das ist die beste Methode, um Ihr Problem sofort zu erkennen.

Eine moderne Frau?

Sie ist toll! Attraktiv. Mitten im Leben und 40+. Engagiert sich meist im Beruf. Managt das Familienleben.

Sie achtet auf Ihr Äußeres. Freie Zeit ist Luxus für sie.

Wenn es ums Aussehen geht, so möchte sie vor allem sich selbst gefallen. Sich einfach wohlfühlen.

Aufgabe für Sie:
Besorgen Sie sich ein schönes Heft oder ein Notizblock oder wenn Sie es ganz modern mögen ein digitales Tagebuch.

Das wird Ihr „**Body-Reise-Tagebuch**“ zu einem schlanken und straffen ICH!

Hier notieren Sie alles, was Ihnen auf Ihrer Body-Reise einfällt. Auch Ihre Ausgangslage, Gewicht und Ihr Taillenumfang. Sie fügen Bilder und Fotos hinzu. Sie legen Ihre Reiseroute fest, notieren Ihre Ziele und die Reisebeschreibung.

Und jetzt …

Ziehen wir unseren Bikini an, stellen uns vor einem großen Spiegel und schauen.

Was gefällt Ihnen an Ihrem Body am besten? Wo ist Ihre Schokoladenseite? Vielleicht haben Sie besonders schöne, lange Beine? Eine schöne Oberarmform? Eine atemberaubende Oberweite? Eine lange Haarpracht? Ausdrucksvolle Augen?

Bitte im Body-Reise-Tagebuch notieren!

Nun schauen wir nochmals hin. Was ist es, was Sie gerne ändern würden? Kümmern Sie sich nicht um das WIE! Denken Sie im Moment nur WAS Ihnen nach einer kleinen Veränderung besser gefallen würde.

Bitte im Body-Reise-Tagebuch notieren!

Nun gibt es noch ein paar nackte Zahlen, welche wir notieren werden. Ausgangsgewicht, Taillenumfang. Aber auch die Anzahl der Kniebeugen! Ja. Machen Sie hintereinander Kniebeugen so viele wie Sie am Stück schaffen und zählen Sie diese.

Das ist die Ausgangslage Ihrer „Haut & Body Abenteuer-Reise“!

KAPITEL 2) SO STARTEN SIE DIE ROUTE ZUM SCHLANKEREN ICH

Wünsche sind nicht Ziele. Merken Sie den Unterschied?

Wenn wir an Wünsche denken, dann sind das in erster Linie wohl Erlebnisse, die uns glücklich machen. Wir fühlen uns wohl, geborgen, voller Freude … Es sind angenehme Gefühle, die in uns erzeugt werden.

Wünsche können schöne Reisen sein, die in uns das angenehme Gefühl von Freude, Abenteuer und Erlebnis erzeugen. Zum Beispiel Glück und Geborgenheit mit Familie und Freunden.

Wie sehen Ihre ganz persönlichen kleinen und großen Wünsche aus? Möchten Sie einen Segeltörn machen und den warmen Wind im Gesicht spüren?

Möchten Sie einfach nur mehr Zeit für sich selbst haben? Fernab Ihres normalen Tagesablaufs sein? Vielleicht möchten Sie Ihren ersten Roman fertig schreiben? Einen Tauchkurs machen? Oder der Wohnung einen neuen Stil geben? Ihr eigenes, ganz persönliches „Projekt“ starten?

Vielleicht ist es ein Wellnesswochenende, von dem Sie träumen? Ganz mit sich alleine sein? Oder mit Freunden einen Abenteuerurlaub machen?

Oder steht vielleicht eine Detox-Kur auf Ihrer Wunschliste? Entspannung, Wald, duftende Wiesen und das Rauschen eines Baches in der Nähe Ihrer gemütlichen Waldhütte?

Oder der Besuch der Aloe-Vera-Plantage in Spanien? Zwischen Aloe-Pflanzen laufen, sich den Produktionsprozess der bekannten Naturkosmetik ansehen? Sich verwöhnen lassen?

Was lässt Ihr Herz höherschlagen?

Bitte im Body-Reise-Tagebuch notieren!

Wir sind schon 40 plus und haben viel erlebt. Da ist Wechsel angesagt. Da sollten wir in einen neuen, fantastischen Lebensstil wechseln und dabei auch unseren Body verwöhnen.

Wir bleiben attraktiv. Trimmen unseren Body. Wir wollen nicht krampfhaft jung aussehen. Wir wollen uns wohlfühlen in unserem Body. Wir ganz alleine entscheiden, ob und wie viel wir abnehmen. Wir tun es für uns.

40+? Es ist unser Bereich, den wir hier gestalten. Wir sind mit Leib und Seele dabei. Wir setzen uns Ziele und erfüllen uns unsere Wünsche.

Zur Obsession sollte vor allem Ihr neuer Lebensstil werden. Wünsche misst man nicht in Kilos oder Zentimetern!

Jetzt setzen wir uns Ziele …

Sie haben sicher noch vor der Lektüre dieses E-Books Ihre Ziele zentimeter- und kilogenau im Kopf geplant, oder? Wie sehen Ihre Ziele aus?

Haben Sie auch kleine Zwischenziele eingeplant? Oder wollen Sie in einem Sprung von jetzt auf Schlank?

Wochenziele sind ein guter Anhaltspunkt. Lieber ca. 0.5kg pro Woche als Ziel beim Abnehmen setzen, statt gleich 2kg in 5 Tagen abnehmen zu wollen.

Kleine Wochenziele motivieren und machen es möglich, dass Sie bis zum Endziel durchhalten.

Überprüfen Sie gleich Ihre Zielformulierung und nehmen Sie eventuell Korrekturen vor. Korrigiert?

Bitte im Body-Reise-Tagebuch notieren!

Doch um das Abnehm-Programm erfolgreich

umsetzen und es tatsächlich in Ihren Tagesablauf einbauen zu können, bedarf es **Disziplin.**

Je disziplinierter und konsequenter Sie Ihre Ziele verfolgen, umso schneller kommen sichtbare Erfolge. Doch wie schafft man dies?

Anhand der weiteren Informationen werden Sie Ihren ganz persönlichen „Body-Reise-Plan“ erstellen können. Bauen Sie diesen optimal in Ihren Lebensrhythmus ein. Bleiben Sie konsequent aber nicht starr.

Sie fragen sich gerade, wie Sie es schaffen sollen, über einen längeren Zeitraum in der richtigen Spur zu bleiben? Was Ihnen dabei hilft, von Ihrer geplanten Route nicht abzuweichen?

Fixieren Sie Ihre Ziele und auch Ihre Wünsche schriftlich.

Wenn Sie nämlich Ihre Ziele und Wünsche schriftlich fixieren wollen, so müssen Sie sich mit dem Konzept genauer befassen. Sie müssen Ihre ganz persönlichen Schritte aufschreiben.

Haben Sie Ihre Wünsche und Ziele im Body-Reise-Tagebuch notiert?

Sie notieren also alles. Machen Ihren ganz persönlichen Plan. Es ist der erste Schritt, es wirklich in die Tat umzusetzen. So erreichen Sie Ihre Ziele viel einfacher und vor allem schneller. Ich spreche aus Erfahrung.

Das zunächst fiktive Ziel wird zu einem konkreten Projekt. Einzelschritte, Zwischenergebnisse, große und kleine Erfolge …. alles wird dokumentiert.

Das Projekt und Ihr ganz persönliches Body-Reise-Tagebuch bilden für Sie ein unschlagbares Team.

Ihre Zwischenerfolge zeigen Ihnen genau, ob Sie noch immer auf der richtigen Route sind oder ob Sie eventuell hier und da etwas korrigieren müssen.

Übrigens … Oft sagen Bilder mehr als Worte. Warum also nicht zwei Collagen erstellen?

Ihre Wunschcollage enthält Fotos, Bilder, Reportagen, Zeitungsausschnitte usw. Es sind Ihre Träume, welche Realität werden sollen. Diese Wünsche erinnern Sie immer daran, dass Sie gerade mitten im Wechsel zu einem fantastischen Lebensstil sind.

40 oder mehr Lebensjahre liegen nun hinter Ihnen. Es wird Zeit, dass Sie sich endlich um Ihre eigenen Träume und Wünsche kümmern.

Die Zielcollage ist anders. Sie zeigt Ihre genauen Ziele. Hier haben Sie Fotos (von Ihnen? Von Ihrem Vorbild?), die Sie daran erinnern, woran Sie gerade jetzt arbeiten.

Vielleicht ist hier ein Foto von Ihnen in Ihrer Lieblingshose? Sie sind schlank? Oder es gibt ein Foto von einer Freundin/Schauspielerin/Trainerin? Straffe Arme? Schlanke Beine?

Die Collagen erinnern Sie in schwachen Momenten, warum Sie am Ball bleiben wollen. Wohin Ihre Reise geht.

Sie lächeln jetzt vielleicht. Und sicher haben Sie sich schon viele verschiedene Methoden zum Abnehmen angeschaut. Und tun es weiterhin. Sie suchen immer wieder DEN besten Plan/Kurs/Shake/etc. zum Abnehmen.

Sie werden also ständig dazu „verleitet“, andere Wege oder neue Pfade zu gehen sowie andere Strategien oder Methoden auszuprobieren.

Nie können Sie auf diese Weise das Gesamt-End-Kunstwerk „Straffer-Schlanker-Body“ und Ihren ganz „persönlichen fantastischen Lebensstil“ erleben.

Ich wünsche es Ihnen wirklich, dass Sie aufgrund der Empfehlungen in diesem Ratgeber erfolgreich Ihr Ziel erreichen. Was hier beschrieben ist, funktioniert. Daher ist es wichtig, dass Sie in der Spur bleiben und sich nicht zu sehr ablenken lassen.

Bleiben Sie für Ihren Erfolg einfach dran. Jeden Tag. Auch wenn es „nur“ 15 Minuten pro Tag sind.

Denn wenn Sie nur heute und morgen dranbleiben und dann 4 Wochen pausieren, bedeutet dies, dass Sie womöglich nie am Ziel Ihrer Wünsche und Träume ankommen.

Dranbleiben. Konsequent. Nicht zu früh

aufgeben. Endlich ein Konzept bis zum Erfolg durchziehen. Das sind die wahren Erfolgsfaktoren.

Denken Sie immer daran, wenn Sie wieder Mal nach einem neuen, einfacheren Konzept zum Abnehmen suchen.

Das Geheimnis des erfolgreichen Abnehmens ist eigentlich schnell gelüftet. Es ist die Disziplin, bei einem Konzept bis zum Erfolg zu bleiben. Unabhängig davon, welche Diät Sie verfolgen.

KAPITEL 3) SO SCHNELL ZEIGEN SICH RESULTATE

Wir wechseln in einen neuen, genialen Lebensstil. Diesen sollten wir uns so genau ausmalen, dass wir dieses Bild immer in ganz klaren Farben vor Augen haben.

Wir müssen den neuen Lebensstil, das neue Gefühl, förmlich riechen und sehen können. Unser ganzer Body sollte danach ein unersättliches Verlangen entwickeln.

Also? Was ist es, wonach Sie so ein Verlangen entwickeln könnten? Was wäre Ihr bester Motivationsmotor? Was würde Sie immer auf die Beine stellen, wenn Sie kurz vor dem Aufgeben wären?

Kleine Hilfestellung? Schauen Sie sich Ihre beiden Collagen an. Ihre Wunschcollage und Ihre Zielcollage.

Finden Sie vielleicht bereits da Ihren absoluten Motivationsmotor? Ihre ganz persönliche Kraft, die Ihnen dabei hilft, am Ball zu bleiben?

Sie möchten Ihren Body straff und schlank sehen. Sie möchten Gewicht reduzieren und dabei Ihre Haut schön straffen.

Besonders am Anfang möchte man möglichst schnell zum Ziel kommen. Das hilft ungemein, am Ball zu bleiben.

Das erste sichtbare Resultat (Gewichtsreduktion oder Straffung der Haut) ist ein großes Erlebnis und ab diesem Zeitpunkt wissen Sie, dass es auch für Sie funktioniert.

Die ersten sichtbaren Resultate zeigen sich schneller als Sie jetzt denken.

Fragen Sie sich gerade, wie schnell Sie wirklich erste Resultate sehen werden?

Nun, wie wäre es, wenn Sie **spätestens in drei Wochen** die ersten wirklich sichtbaren Resultate erzielen würden?

Vielleicht klappt es auch schon in zwei Wochen? Doch in drei Wochen sind die ersten, ersehnten Resultate auch für Ihre Freunde sichtbar.

Wie das geht?

Damit Sie nicht gleich am Anfang entmutigt werden,

weil es vielleicht zu lange bis zum ersten sichtbaren Ergebnis dauern würde, gibt es eine Schnell-Start-Lösung.

Achtung! Sie müssen diesen 3-Wochen-Schnell-Start nicht absolvieren, um Resultate zu erzielen!!!

Wenn Sie jedoch zu den Ungeduldigen gehören, den Menschen also, die am Anfang recht schnell was sehen wollen/müssen, um am Ball zu bleiben …

… dann sollten Sie sich auf den **Schnell-Start-Tipp** einlassen (im weiteren Verlauf des E-Books finden Sie die genaue Anleitung dazu). Dies hilft Ihnen beim Durchhalten und stärkt Ihre Motivation.

Wenn Sie mögen, können Sie langsam loslegen. Aber starten Sie. Planen Sie auch Misserfolge ein und motivieren Sie sich selbst mit kleinen Geschenken, Reisen oder Auszeiten.

Schauen Sie am Anfang täglich auf Ihr Ziel, das Sie in Ihrem ganz persönlichen Body-Reise-Tagebuch notiert haben. Schauen Sie sich Ihre Collagen an. Verlieren Sie Ihre Wünsche und Ihre Ziele nie aus den Augen.

Wer nicht mehr in seinem Body-Reise-Plan nachschaut und sein Body-Reise-Tagebuch beiseitelegt, hat das Ziel aus den Augen verloren und womöglich aufgegeben.

Schätzen Sie Ihre Möglichkeiten realistisch ein. Lernen Sie, kleine Schritte zu gehen und sich anfangs über kleine Erfolge zu freuen.

Riesenschritte sind kontraproduktiv. sie schwächen uns und so geben wir zu schnell auf.

KAPITEL 4) WAS SIE ÄNDERN MÜSSEN, UM ABZUNEHMEN

Machen auch Sie Ihren schlechten Stoffwechsel für Ihre überflüssigen Pfunde verantwortlich. Bisweilen stimmt das auch. Vor allem mit 40+ verlangsamen sich die Vorgänge im Körper.

Jedoch haben Untersuchungen bestätigt:

Wir sind übergewichtig, weil wir einfach zu viel von den falschen Lebensmitteln essen.

Wir suchen meist eine super schnelle und vor allem einfache Lösung, Pfunde zu verlieren.

Und noch etwas ...

Unser Stoffwechsel lässt mit jedem weiteren Jahr nach.

Wenn wir unseren Lebensstil (Ernährung und Bewegung, Beruf und Freizeit, Wach- und Schlafphasen) nicht ändern, legen wir zwar langsam aber doch ziemlich sicher immer mehr Pfunde an.

Doch keine Sorge, Sie müssen kein Sportfanatiker werden, um mit 40+ abzunehmen. Halten Sie es einfach.

Schauen Sie sich Ihren Lebensstil an. Wie sieht Ihr normaler Tagesablauf aus? Wann stehen Sie auf? Wie frühstücken Sie? Freuen Sie sich auf diesen Tag? Mit welchen Menschen treffen Sie sich heute?

Was tun Sie in Ihrer freien Zeit? Wie sind Sie angezogen? Worüber sprechen Sie mit anderen? Welche Bücher lesen Sie gerade? Wie sieht Ihre Ernährung aus? Genießen Sie die Mahlzeiten in Ruhe? Oder essen Sie zu viel, zu oft und zwischendurch?

Haben Sie heute auch etwas nur für sich selbst getan? Was war Ihr schönster Moment heute? Was haben Sie für das kommende Wochenende vor? Haben Sie schon die Route für Ihren nächsten Urlaub geplant??

Was würden Sie anders machen, wenn Sie es könnten? Welche Bereiche würden Sie ändern? Wovon träumen Sie in Ihren ruhigen Momenten?

Haben Sie alle Fragen beantwortet?

Notieren Sie bitte die Antworten in Ihrem Body-Reise-Tagebuch!

Wir sind 40+. Lassen Sie den Wechsel zu. Machen Sie das Beste daraus. Es ist Ihr Projekt. Es geht um Sie als Ganzes und nicht nur um Body-Problem-Zonen, Essenspläne, Kilos und Kalorien.

Übrigens... Es gibt keine Problem-Zonen. Für Sie gibt es ab jetzt nur noch **Projekt-Bereiche**. Das hilft ungemein beim Umsetzen Ihrer Vorhaben. Ich spreche aus Erfahrung und habe diesen Rat schon vor langer Zeit von einer netten Kollegin bekommen.

Ab jetzt haben Sie keine Probleme vor Augen. Sie sehen nur noch fantastische Projekte, die Sie selbst managen!

Sie denken ab jetzt projektspezifisch, strategisch und methodisch. Planen. Lösen. Modifizieren. Anwenden. Abschließen. Erfolg. Das sind Vokabeln, welche Sie ab jetzt begleiten.

Setzen Sie sich hin und notieren Sie Ihre Vision vom neuen Lebensstil. Schreiben Sie die Einzelheiten auf, welche Ihnen dazu einfallen. Spontan. Jetzt gleich. Gut fühlt es sich an, oder? Genau da wollen Sie hin. Also muss Sie dieses Bild anziehen wie ein Magnet!

KAPITEL 5) 12 ERNÄHRUNGSTIPPS – ABNEHMEN & HAUT STRAFFEN

Schnell, zwischendurch, unregelmäßig, Fertiggerichte … zu viel, zu fett, zu süß … So sieht ungefähr die Ernährung bei vielen Beschäftigten heute aus.

Das schlägt nicht nur auf den Magen, sondern auch aufs Aussehen. Schlaffe Haut, Cellulitis, Pölsterchen etc. tragen nicht unbedingt zur Attraktivität bei.

Mit einer einfachen Umstellung lassen sich jedoch die meisten negativen Folgen recht schnell beseitigen.

Tipp 1: Obst & Gemüse – schon halb gewonnen

Obst und Gemüse sind lecker und neutralisieren den Säureüberschuss, der im Organismus entsteht. Übrigens ... setzen Sie auf mehr Gemüse als Obst. Denn Obst hat bekanntlich mehr Kalorien.

An dieser Stelle finden Sie interessante Buchtipps, falls Sie dieses Thema vertiefen möchten.

Säure-Basen-Kochbuch: „Mit basischen Rezepten jeden Tag genießen und in der Balance bleiben“ (GU Gesund Essen) Taschenbuch von Jürgen Vormann (Autor), Karola Wiedemann (Autor)

Basische Ernährung: „Der effektive Weg in ein gesundes Leben “ Taschenbuch – 18. September 2017 von Sabine Voshage (Autor)

Wer den Obst- und Gemüseanteil deutlich erhöht, hat schon halb gewonnen.

Äpfel fangen aggressive Sauerstoffmoleküle ab, und diese sind die Alterungsbeschleuniger Nr.1.

Ein Apfel hat nur ca. 50kcal und gibt Ihnen trotzdem einen tollen Energieschub. Die im Apfel enthaltenen Ballaststoffe regen die Fettverbrennung deutlich an. Eine runde Sache, so ein Apfel.

Allgemein enthalten Gemüse und Obst bioaktive Stoffe, welche das Bindegewebe festigen und so den Dellen auf die Pelle rücken.

Tipp 2: Brot & Co – Was wirklich schlanker macht

Wie wäre es, wenn Sie für ca. 3-4 Wochen auf Brötchen, Kuchen, Süßes verzichten würden? Es ist nicht zu fassen, wie schnell z.B. der Bauch flach wird, wenn das tägliche Brötchen ausbleibt. Wirklich.

Machen Sie diesen Test und staunen über die Resultate.

Tipp 3: So wird das Bindegewebe stärker

Erschlafftes Bindegewebe ist kein schöner Anblick. Natürlich spielen Gene eine wichtige Rolle. Doch diese tragen nicht allein die Verantwortung für die Beschaffung unseres Bindegewebes.

Wir selbst können jede Menge tun, damit das Bindegewebe wieder straffer wird oder erst gar nicht erschlafft.

Ausreichend trinken ist das A und O einer schönen, prallen Haut. Das Bindegewebe speichert Wasser und wird richtig schön prall.

Die bekannte Wechseldusche (warm beginnen, kalt enden) bringt zwar keine Wunder, aber sie kurbelt die Mikrozirkulation im Bindegewebe an. Das macht straffer!

Bewegung kurbelt die Bildung kollagener Fasern an. Denken Sie daran, wenn Sie das nächste Mal wieder keine Lust haben, sich zu bewegen. Sie sollen ja nicht laufen, Sie sollen die Kollagenbildung ankurbeln.

Ständige Diäten, immer wieder „Jojo-Effekte" …. Das alles stresst das Bindegewebe. Die Elastizität lässt nach. Vor allem, wenn Sie zu schnell Gewicht verlieren, wird es kritisch. Deshalb der Tipp: Halten Sie Ihr **Körpergewicht konstant** und wenn Sie eine

Diät machen möchten/müssen, dann nehmen Sie langsam ab.

Zu viel Sonne ist ganz schlecht für das Bindegewebe. Wenn Sie also länger eine straffe Haut behalten möchten, dann **sonnen Sie sich in Maßen** und tragen mit Würde Ihre „straffe Blässe".

Massieren Sie sich oder noch besser: Lassen Sie sich massieren. **Massagen** fördern das Bindegewebe.

Auch **bestimmte Lebensmittel** können dazu beitragen, dass das Bindegewebe deutlich straffer wird und besser aussieht.

Hier eine Liste mit unterstützenden Lebensmitteln:

Salatgurke. Sie schmeckt erfrischend und enthält Vitamin A und C, Calcium, Magnesium, Kupfer, Mangan, Phosphor, Zink und Eisen.

Haferflocken. Sie liefern wichtige Ballaststoffe, Vitamine und Mineralien. Außerdem enthalten sie L-Arginin, welches die Durchblutung und die Zellerneuerung verbessert, somit wird das Bindegewebe gestärkt. Und Haferflocken machen richtig satt! (so als Tipp nebenbei).

Zitronen. Sie kurbeln die Kollagenproduktion an. Zusätzlich regen Zitronen den Stoffwechsel an und können sogar Hungergefühle zügeln. Tolle Sache. Am besten gleich am Morgen ein Glas Wasser mit Zitronensaft (frisch ausgepresst) trinken.

Proteine. Sie unterstützen die Haut bei jeglichen Reparaturarbeiten und sind deshalb das A und O einer gesunden und straffen Haut. Unser Körper kann Eiweißbausteine nicht speichern.

Tipp 4: Sie müssen das Richtige trinken

Dass wir regelmäßig trinken sollen, ist uns allen klar. Doch was sollten wir am besten trinken? Wasser, Wasser und nochmals Wasser. Ein Schuss Zitrone gibt dem Getränk den richtigen Kick.

Wissenschaftler sind sich heute einig, die meisten Menschen trinken nicht zu wenig, sondern das Falsche.

75% der Deutschen leiden unter chronischem Flüssigkeitsmangel. "Wir sind eine dehydrierte Gesellschaft", so das Fazit des Biophysikers Dr. Peter Ferreira.

Warum also nicht gleich morgens die richtige Menge Wasser vorbereiten und über den Tag verteilt trinken.

Übrigens ... viele Stars setzen auf den besten Faltenkiller überhaupt: WASSER! Wasser dient als Stütz- und Füllsubstanz von Zellen und Gewebe und sorgt so für echte Lifting-Effekte.

Tipp 5: Lebensmittel, die Sie leichter machen

Erinnern Sie sich noch an die einfachste Formel,

Gewicht zu verlieren: Konsumieren Sie weniger Kalorien als Sie verbrauchen und Sie nehmen ab?

Die meisten von uns denken, dass das dicke Problem mit einem verringerten Kalorienkonsum von alleine verschwindet.

Dass dies keine gute Idee ist, wissen Sie vielleicht auch aus eigener Erfahrung. Hunger, Hunger, Hunger. Sie bekommen Heißhungerattacken und essen jede Menge mehr.

Die Lösung:

Wenn Sie abnehmen wollen, dann sollten Sie Lebensmittel essen, welche viel wiegen und gleichzeitig weniger Kalorien haben.

Beispiel: Gemüse. Es wiegt viel, hat viele Ballaststoffe und enthält viel Wasser … aber es hat im Vergleich zu seinem Gewicht echt wenig Kalorien.

Hier ein Beispiel:
Tasse Melonen (150Gramm) nur 56 kcal. 150 Gramm Spinat nur 42 kcal.

ABER …
3 Tassen Popcorn (90Gramm) -> 420 kcal
30 Gramm Kartoffelchips -> 152 kcal
120 Gramm Kartoffelchips -> 608 kcal
Schokoriegel 50Gramm -> 220 kcal

Alleine beim Anblick dieser Mengen an Kalorien versteht man, weshalb wir eine mächtig schwere

Gesellschaft sind.

Tipp 6: Kochen Sie auf diese Art und Sie nehmen ab

Hier einige Beispiele (alles auf 100 Gramm bezogen):

- Kartoffeln (gekocht) -> 62 kcal,
- Pommes Frites -> 328 kcal.
- Sardinen in Tomatensoße -> 127 kcal,
- Sardinen in Öl -> 372.
- Thunfisch in Wasser -> 95 kcal,
- Thunfisch in Öl -> 309 kcal

Sie verstehen sicher, was ich sagen will.

Tipp 7: Sich satt essen und gleichzeitig abnehmen

Die obigen Beispiele zeigen es schon ganz deutlich. Man muss nur kurz einige Vergleiche anstellen und schon versteht man, was auf den Tisch kommen sollte, damit Sie Ihr Gewicht reduzieren und trotzdem satt sind.

Eine schöne Mahlzeit: Spinat (gekocht), Reis (gekocht), kleines Stück Fisch (gedämpft) und ein Stück Melone. Zusammen ca. 500 Gramm aber nur ca. 400kcal.

Eine gute Orientierung: die Hälfte der Kalorien besteht aus Gemüse, Vollkorn und etwas Obst. Der Rest aus fettarmen Proteinen (Fisch, Hühnerfleisch, Rind, alles in der mageren Variante.

Positiv: Lassen Sie am Abend Kohlenhydrate weg (oder verringern Sie diese) und essen Sie stattdessen Proteine. Proteine beschleunigen den Stoffwechsel und sind obendrein auch noch klasse für die Haut!

Gerade mit 40+ haben Sie einen doppelten Vorteil! Denn Proteine sind der Grundstein für eine schöne, straffe Haut. Das ist genau das Richtige für immer schwächer werdende Innenseiten der Oberschenkel, Winkearme oder Hängebäckchen.

Tipp 8: „Ständig-Esser" oder „Selten-Esser"? Hier ist Ihre Lösung

Es gibt Menschen, welche ständig *hungrig* in der Küche umhergehen und nach etwas Essbarem Ausschau halten.

Ich nenne sie die „Ständig-Esser". Schon am Morgen denken sie ans Essen. Nach dem Frühstück vergehen kaum 2 Stunden, so wird schon wieder nach einem Snack gesucht.

Ich weiß wovon ich spreche. Eine Arbeitskollegin von mir ist so ein Ständig-Esser. Bis in den späten Nachmittag verschlingt sie eine große Anzahl an Mahlzeiten und Snacks. Und am Abend wird mit der Familie weiter gegessen. Snacks und Mahlzeiten bis das Licht ausgeht.

Und dann gibt es Menschen, welche das Essen fast schon vergessen. Für viele Stunden wird ans Essen nicht gedacht. Dann aber wird ordentlich zugelangt.

Der „Selten-Esser“, wie ich ihn nenne.

Die Selten-Esser können locker erst gegen 13 Uhr das erste Mal etwas frühstücken. Oft liegen mehr als 15 Stunden zwischen der letzten Mahlzeit am Vortag und diesem späten Frühstück.

Von speziellen Portionsgrößen kann man deshalb kaum pauschal sprechen. Starre Empfehlungen geben? Fehlanzeige. Wir sind alle sehr verschieden.

Die allgemeine Daumenregel: Ihre Portionen sollten kaum größer sein als Ihre Handfläche. Diese Regel würde vor allem dem Ständig-Esser sehr gut bekommen.

Übrigens: **von der Regel „handflächengroße Portion“ sind alle Salatsorten und die Salatgurke ausgenommen, also Feldsalat, Eisbergsalat, Kopfsalat, Rucola etc. Davon dürfen Sie so viel essen, wie viel Sie möchten.**

Der berühmte Heißhunger ….

Er ist der schlimmste Feind des Projektes „Gewicht reduzieren mit 40+“. Die beste Gegenwähr: keine radikalen Diätpläne.

Und sollte sich der Heißhunger zu einer echten Attacke entwickeln und Sie nicht mehr in Ruhe lassen, dann gibt es einen speziellen Tipp.

Sie können eine „Ersatzhandlung“ ausführen. Immer wenn Sie Süßes essen möchten, TUN Sie etwas

Ungewöhnliches … z.B. Kniebeugen, um den Block rennen, Treppen steigen, Wasser trinken.

Noch besser ist es, von Anfang an einen Tag in der Woche für diese süße Lust einzuplanen. Immer dienstags dürfen Sie (müssen aber nicht!!) Süßes in Ihren Speiseplan einbauen. Kontrolliert natürlich.

Tipp 9: Die Anzahl der Mahlzeiten ist nicht wichtig

Wenn es um die gesunde Anzahl der Mahlzeiten pro Tag geht …. So scheiden sich hier die Geister.

Die einen empfehlen drei Mahlzeiten pro Tag, andere wiederum lieber fünf aber kleine und wieder andere sprechen vom Intervallfasten und empfehlen eine Nahrungsaufnahme-PAUSE von 16 Stunden und sonst nur zwei Mahlzeiten am Tage.

Was nun am besten funktioniert? Das ist sicher von Person zu Person unterschiedlich. Ich finde es sehr praktisch. So kann jeder in sich hineinhören und genau das Konzept nehmen, welches ihm am besten zusagt.

So sind z.B. die 16 Stunden Pause (beim Intervallfasten) locker in den Alltag einzubauen, wenn man seine letzte Mahlzeit gegen 18 Uhr einnimmt und die nächste erst am nächsten Morgen gegen 10 oder 11 Uhr.

Es ist eine gute Variante für alle, denen das morgendliche Frühstück gar nicht so zusagt. Der

Selten-Esser fühlt sich hier sicher angesprochen und wird wohl mit dieser Methode sehr gut zurechtkommen.

Wenn Sie ständig mit dem Hungergefühl zu kämpfen haben, wie der oben erwähnte Ständig-Esser, dann könnte die 5-Mahlzeiten-pro-Tag-Methode eine fantastische Lösung für Sie werden.

Die Vorteile liegen klar auf der Hand:

- Mehr Energie
- Hunger und Gelüste sind reduziert

Doch Sie müssen sicherstellen, dass Sie auch die richtigen Lebensmittel essen. Sie wissen schon, keine „leichten“ Kalorienbomben, sondern richtig schöne, vollwertige Mahlzeiten.

Gehen Sie gesund einkaufen.
Kaufen Sie nach Plan und intelligent ein.
Denken Sie an die Speisen, welche Sie essen werden.
Einkaufszettel mitnehmen!!

Tipp 10: Der 3-Wochen-Schnell-Start

Dieser ist speziell für Ungeduldige vom Vorteil. Wenn Sie sich für den Tipp 10 entscheiden, werden Sie schnell sichtbare Resultate erzielen. So bleiben Sie bis zum Endziel hochmotiviert.

Während dieser Zeit **verzichten Sie nur für 3 Wochen** auf folgende Lebensmittel:

Brot & Backwaren und Zucker (auch Schoko etc.). Aber auch alle Süßgetränke und Obst in Dosen. Wenn Sie Sahne zum Verfeinern nutzen, dann nehmen Sie für diese 3 Wochen die leichte Variante.

Auf Ihrem Speiseplan stehen ab sofort:
Quark, Naturjogurt, Gemüse, mageres Fleisch und magerer Fisch, leichte Wurst- und Käsesorten. Obst in Maßen. Proteinshakes (wenn Sie diese mögen), Kaffee und Tee wie sonst auch.

Wenn Sie zu den Ständig-Essern gehören, dann dürfen Sie auch öfter essen. Aber nur von den obigen Lebensmitteln. Alle 3 Stunden können Sie eine handflächengroße Portion essen. Sie werden nicht hungern.

Sind Sie eher der Selten-Esser, so essen Sie alle 4-5 Stunden. Ihre Portionen sind 1,5 Handflächen groß.

Der folgende Trick hilft Ihnen (beiden Ess-Typen), den Stoffwechsel anzukurbeln und ist außerdem sehr gut für eine schöne, straffe Haut!

Gerade so ab 40+ müssen wir immer beide Aspekte beachten und sowohl für eine **Gewichtsreduzierung als auch für eine Unterstützung der Haut** sorgen.

Zum Frühstück (unabhängig davon wie früh oder spät Sie es zu sich nehmen) gibt es einen besonderen Gemüse-Shake. Portionsgröße? Sie entscheiden! Es ist ein Gemüseshake, da können Sie nach Lust und Laune zugreifen!

Sie nehmen Brokkoli (roh), Zitrone, Salatgurke, Petersilie, einen halben Teelöffel Chiasamen und etwas Wasser. Alles mixen Sie zu einem Shake (ein großes Glas).

Wichtig: Sie entsaften nicht, sondern mixen alles zu einem homogenen Shake!

Entweder nehmen Sie etwas mehr Wasser (flüssiger Shake) oder weniger (Shake zum Löffeln!) Das ist Ihre erste Mahlzeit.

Die einzelnen Gemüsearten dürfen Sie gerne täglich variieren (Radieschen, Sellerie, Rucola, rote Beete, Möhren etc.) und austauschen. Nur das Brokkoli und die Chiasamen sollten jedes Mal dabei sein.

Brokkoli ist ein echter Schlankmacher

Brokkoli ist proteinreich, kalorienarm (100g enthalten ca. 25kcal). Und noch etwas … Brokkoli enthält viele Ballaststoffe und diese sind bei einer Diät unterstützend.

Chiasamen machen satt

Der Konsum von Chiasamen mit viel Flüssigkeit erzeugt ein echt gutes Sättigungsgefühl. Die Folge ist: Sie nehmen deutlich weniger Lebensmittel zu sich. Das ist bei einer Diät enorm wichtig.

Trinken, Trinken, Trinken

Sie trinken so viel Sie möchten und zwar Wasser mit einem Schuss Zitrone. Ungesüßten Tee oder Kaffee dürfen Sie natürlich auch genießen.

Die restlichen Mahlzeiten des Tages gestalten Sie nach Ihren Vorlieben. Halten Sie sich aber an Ihre Portionsgröße und die Lebensmittel-Auflistung oben.

Vorteilhaft aber nicht zwingend: Reduzieren Sie Kohlenhydrate am Abend. Das KANN helfen (in den meisten Fällen), muss es aber nicht unbedingt. Wir sind alle verschieden und reagieren auch unterschiedlich.

Die richtigen Lebensmittel und die richtige Portionsgröße sind zwei wichtige Bestandteile des 3-Wochen-Schnell-Start-Tipps. Hier kommt jetzt der dritte, sehr wichtige Tipp:

Kleine Trainingseinheiten in den Tagesablauf einbauen!

Für 3 Wochen sieht Ihr Trainings-Plan wie folgt aus:

Sie machen täglich **Kniebeugen**. So viele, wie Sie am Stück schaffen. Am besten 2 Durchgänge nacheinander. Beispiel: Nehmen wir an, Sie schaffen 11 Kniebeugen am Stück. Anschließend machen Sie 2 Minuten Pause (Arme hin und her schwenken oder auf der Stelle wippen) und machen den nächsten Durchgang. Jetzt schaffen Sie vielleicht nur 9 Kniebeugen. Alles OK. Sie werden mit der Zeit mehr schaffen (100 sind keine Seltenheit).

Sie machen täglich eine **Trizepsübung** (Beschreibung im Trainingsteil). So viele Einheiten wie Sie am Stück schaffen. 2 Durchgänge.

Sie machen täglich eine leichte **isometrische Übung**.

Diese gesamte Trainingseinheit (Kniebeugen, Trizepsübung, isometrische Übung) beträgt pro Tag keine 20 Minuten. Das ist immer zu schaffen. Das Training wird bereits nach einer Woche zur Gewohnheit, wenn Sie Ihre Wünsche und Ziele immer vor Augen haben.

Sonst noch etwas? Bauen Sie einfach mehr Bewegung in den Alltag ein. Treppe statt Lift, das Auto öfter stehen lassen, das Rad nehmen, öfter einen Spaziergang machen und Ihren neuen Lebensstil genießen.

Was dürfen Sie als Ergebnis erwarten?

Sichtbar straffere Arme, definierte und straffere Beine. Ihre Körpermitte wird wieder langsam eine schlankere Form annehmen. Sie werden diese Leichtigkeit von früher wieder langsam in kleinen Schritten verspüren.

Kurz: Sie werden spüren und sehen, dass sich da richtig was tut. Mit jedem Etappenziel werden Sie Lust auf mehr bekommen.

Tipp 11: Zählen Sie Ihre Portionen

Zählen Sie Portionen statt einzelne Kalorien. So funktioniert eine effektive Mahlzeitenplanung!

Stellen Sie sich einige Mahlzeiten zusammen, die Sie wirklich mögen. Denken Sie an die mageren

Varianten!

Checken Sie die Kalorien (Internet oder eine App auf dem Smartphone) und notieren Sie sich das. So wissen Sie immer, welche Kalorienmenge Ihre ganz persönlich zusammengestellte Mahlzeit enthält.

Sie können eine App auf Ihrem Smartphone nutzen. Moderne Technik ist also genau für unsere Zwecke nützlich.

Eine Empfehlung ist hier: Lifesum
Hiermit tracken Sie Ihre Lebensmittelaufnahme. Die App hilft Ihnen, die richtigen Lebensmittel und auch Portionsgrößen zu wählen und Ihre persönlichen Ziele zu erreichen.

Sie können hier Ihre täglichen Lebensmittelangaben tätigen. Lifesum zeigt alle Kalorien und rechnet alles zusammen. Proteingehalt, Fettanteil und Kohlenhydrate werden in der App ebenfalls einzeln aufgelistet.

Die App rechnet sogar die verbrauchten Kalorien beim Sport gegen die aufgenommen, denn Sie können hier Ihre sportlichen Aktivitäten eintragen.

Tipp 12: Heißhungerattacken ADE

Wichtig für alle Naschkatzen, die mit ihren Lastern ein Gewichtsproblem haben: Bambustee. Dieser Tee kann dazu beitragen, Heißhungerattacken als auch die Lust auf Süßigkeiten zu verringern.

Noch mehr Tipps für Naschkatzen …

Eine App kann Wunder wirken

Wenn Sie eine App auf Ihrem Smartphone nutzen, dann lohnt es sich, VOR dem Konsum (oder gar schon vor dem Kauf) von Süßigkeiten, Kuchen, Schokoriegel etc. diese Leckerlies mit der App auf dessen Kaloriengehalt zu checken.

Sie werden staunen, wie wirksam Sie so manchen Gelüsten entsagen können, wenn Sie die 500, 600 oder gar 800 kcal sehen!

Kleine Bären … große Wirkung?

Auf diesen Tipp können Sie in absoluten „Notsituationen“ zurückgreifen.

Bunte Gummibärchen!
So ein Bärchen ist süß. Sie können recht lange dran kauen/lutschen. Und vor allem: Sie können die Kalorienmenge selbst festlegen.

Ein Gummibärchen hat genau 5kcal. Das ist überschaubar. Sie selbst entscheiden, wie viele von den kleinen „Miesepetern“ Sie zu sich nehmen. „Kontrollierte Ausrutscher“ nenne ich diese Situationen.

Kleiner Tipp: Am besten nur eines dieser Minitütchen von den Gummibärchen im Hause haben!

Diese „Wenn-Dann-Lösung“ vertreibt die „Süße

Lust“

Ein etwas ungewöhnlicher Tipp. Aber er funktioniert bei sehr vielen Personen wirklich hervorragend. Vielleicht gehören auch Sie zu den Glückspilzen und haben somit die Dauerlösung bei süßen Essgelüsten?

Sobald Sie diese unüberwindbare Lust auf Süßes verspüren und von den anderen Tricks keiner geholfen hat, machen Sie eine Übung!

Laufen Sie eine Runde um den Block. Oder machen Sie Kniebeugen! Oder steigen Sie eben 10 Etagen die Treppe hoch, 2 Runden!! Oder machen Sie irgendeine andere Übung (im späteren Verlauf gibt es einige Beispiele).

Hauptsache Sie haben eine Sofort-Ablenk-Lösung für Ihre Gelüste auf Süßes! Nach einer solchen Ablenkung vergeht Ihnen meistens die Lust auf Süßes wie von selbst. Meistens!

Beispiel:

Wenn … (ich Süßes möchte) … dann …

- ✓ Renne ich um den Block
- ✓ Fahre ich 10 Minuten Hometrainer
- ✓ Mache ich 50 Kniebeugen
- ✓ Laufe ich 10 Stockwerke rauf und runter
- ✓ Etc. … was auch immer …

Wichtig ist, dass Sie Ihre ganz persönliche „Wenn-Dann-Lösung“ haben und sich immer an diese halten! Diese Disziplin sollten Sie an den Tag legen.

Sie können für jedes Projekt, welchem Sie auf dem Weg zum schlanken Body begegnen, Ihre ganz persönliche „Wenn-Dann-Lösung“ festlegen.

Versuchen Sie das! Es macht Spaß und ist wirklich hilfreich. Sie werden mächtig viel lachen dabei. Versprochen. Oder kennen Sie eine andere Person, welche um den Block läuft oder Kniebeugen macht, bevor sie sich ein Stück Süßes gönnt?

Sollte die unwiderstehliche Lust auf Süßes trotz Ablenkmanöver bestehen, bauen Sie Ihre Wenn-Dann-Lösung aus. Spüren Sie die Lust weiterhin, dann machen Sie noch eine Runde Ihres Ablenkmanövers und gönnen sich dann ein kleines Stückchen Süßes.

Sie haben es sich schließlich mit Ihrer Doppelablenkung reichlich verdient. Zusätzliche Kalorien haben Sie soeben verbraucht.

KAPITEL 6) 5 TIPPS FÜR FANTASTISCHE RESULTATE

Ab 40+ ist das Problem recht umfassend. Wenn wir vor dem Spiegel stehen, dann schaut uns da ein fast schon fremder Mensch entgegen.

Diese unförmige Körpermitte, der Rettungsring, trockene und faltige Haut an Oberarmen und Innenseiten der Oberschenkel, schwaches Gewebe an Beinen, am Bauch und an den Armen.

Wir fragen uns: „Was ist passiert?“ Und vor allem: „Ist da noch was zu machen oder müssen wir uns damit abfinden?“

Schnell wird klar: Botox, Spritzen oder chirurgische Eingriffe helfen - wenn überhaupt – nur partiell. Und ehrlich … diese Option ist nicht für jede von uns geeignet.

Ganz so aussichtslos ist die Lage nicht. Wir haben es in der Hand. Wir können eine ganze Menge selbst tun. Und das Bindegewebe lässt sich straffen, das steht fest.

Packen wir es an.

Tipp: Zählen Sie beim Training nicht immer mit! Schauen Sie nicht krampfhaft auf die Uhr. Warten Sie in Gedanken nicht auf das Ende der Trainingseinheit.

Die Übungen selbst sollten selbstverständlich ablaufen, ohne dass Sie ständig mitzählen.

Denken Sie dabei an etwas ganz anderes. Ihren nächsten Urlaub? Neugestaltung Ihrer Wohnung? Ihr Detox-Wochenende? Ihren Wellness-Tag? Eine Tennis-Partie?

Natürlich sollen Sie die Übungen korrekt ausführen, aber nicht krampfhaft mitzählen. Das ist ein genialer Trick, Ihr Programm federleicht zu schaffen.

Tipp 1: So wird Ihr Gesicht glatter

Sie fragen sich gerade was dieser Tipp in einem Ratgeber übers Abnehmen und einen straffen Body mit 40+ zu suchen hat?

Erinnern Sie sich? Die Hautelastizität lässt mit den Jahren nach. Wenn Sie abnehmen, wird dies noch deutlicher. Auch im Gesicht. Und außerdem … wenn wir schon unseren Body trimmen, dann sollte auch das Gesicht zum knackigen Rest passen.

Jeder Muskel kann trainiert werden. Es spielt keine Rolle, wo sich diese Muskeln befinden.

Es ist wissenschaftlich bewiesen, dass die Gesichtszüge von Frauen mittleren Alters durch ein Gesichtsübungsprogramm deutlich verbessert werden konnten (Northwestern University Feinberg School of Medicine). Folglich sind radikale Maßnahmen kaum nötig, um die Zeichen der Zeit im Gesicht zu mildern.

Gesichtsgymnastik oder Gesichtsyoga heben die Wangenpartie an, machen die Wangen praller, lassen einen Doppelkinn verschwinden und straffen die Gesichtskonturen.

Wirklich schöne Aussichten. Da lohnt es sich, es zu versuchen. Denn wenn die Gesichtszüge harmonischer und das Gesicht um Jahre jünger wirken, dann fühlen wir uns so richtig wohl in unserem Body.

Aber nun zu den Gesichtsübungen. Sie können die Übungen in den eigenen 4 Wänden ausüben. Alles, was Sie dazu benötigen, ist ein Spiegel.

Der Spiegel ist vor allem am Anfang ein guter Helfer. So sehen Sie sofort, wohin Sie mit Ihren Fingern ganz leicht greifen müssen, damit während der Übung keine ungewollten Falten entstehen. Das funktioniert sehr gut.

Camille Volaire beschreibt in ihre m Buch „Das Self-

Lifting-Praxisbuch - In 10 Wochen um 10 Jahre jünger", recht verständliche Ausführungen mit vielen Fotografien.

Außerdem können Sie bei YouTube die komplette Übungsserie finden (Suchbegriffe: Camille Volaire und Gesichtsgymnastik) z.B. hier: Gesichtsgymnastik

Übrigens ist es nicht notwendig, alle vorgestellten Übungen durchzuführen. Es reicht, wenn Sie sich die Übungen aussuchen, welche Sie gut ausführen können und welche auch genau Ihre ganz persönlichen *Projekt-Bereiche* verbessern, ohne neue Falten zu produzieren.

Übrigens … erinnern Sie sich noch … „Massagen stimulieren das Bindegewebe". Nun Bindegewebe finden wir auch im Gesicht. Gesichtsmassagen sind hier eine wunderbare Ergänzung.

Bei Amazon gibt es viele Bücher zu dem Thema. Es sind Bücher, welche die Gesichtsmassage-Techniken beschreiben. Sicher finden Sie hier eines, welches Ihnen dabei helfen kann, die richtige Technik anzuwenden.

Tipp 2: Winkearme Ade! – Endlich definierte Oberarme

Die Gründe für die unschönen Winkearme:

- ✓ Bewegungsmangel. Der hintere Oberarmmuskel wird von uns im Alltag kaum genutzt.

- ✓ Hautalterung – Die Elastizität und die Spannkraft der Haut gehen mit den Jahren verloren.
- ✓ Unsere Muskelmasse wird mit den Jahren durch Fett ersetzt.
- ✓ Gewichtsschwankungen verstärken das Problem.

Folge: Der der Trizeps (oberer Hinterarm) macht schlapp. Schon mit 20 Jahren kann er deutlich nach unten hängen. Und ab 40+ wird die Hängepartie oft richtig sichtbar.

Diese negative Entwicklung kommt durch die fehlende Muskulatur. Deshalb ist klar, wer wieder schöne, feste Oberarme haben möchte, muss diesen Muskel trainieren.

Vor allem dann, wenn Sie ein paar Kilo abnehmen möchten, sollten Sie an das Oberarm-Training denken. Sonst wird diese negative Entwicklung noch verstärkt.

Mit wenig Aufwand viel erreichen? Ja das geht.

Durch gezieltes Training wird genau diese Muskelpartie schön straff. Insgesamt nimmt dann der Arm eine schlankere Form an. Sie werden sehen, wie viel Freude Sie plötzlich haben werden, wieder T-Shirts und Kurzarmblusen tragen zu können. Trainierte Muskeln sind außerdem der beste Schutz vor Hängepartien im Alter.

Trizeps-Übung: ca. 3 Minuten
Diese Übung kennen Sie sicher, es sind die Trizeps Dips (auch Trizeps Beugen genannt). Und so geht´s: Stellen Sie sich rückwärts an einen stabilen Stuhl, den Badewannenrand oder eine Bank. Achten Sie darauf, dass der Gegenstand wirklich stabil ist und Ihr Körpergewicht gut tragen kann.

Setzen Sie sich an den Rand (Stuhl, Bank, etc.), Ihre Handflächen legen Sie neben Ihre Oberschenkel, die Finger richten Sie dabei nach vorne.

Nun drücken Sie sich nach vorne, sodass das Gesäß langsam vor den Stuhl geschoben werden kann. Jetzt können Sie mit dem Trizeps-Training beginnen. Durch das Beugen des Armes führen Sie das Gesäß Richtung Boden und drücken sich wieder nach oben.

Wie oft Sie diese Übung am Tage durchführen, liegt bei Ihnen. Zwischendurch, in den Pausen, immer wieder ein paar Wiederholungen.

Wenn es um den Bizeps geht, so kommt man an **Liegestützen** nicht vorbei. Sie sind schnell, einfach, jedem bekannt und sehr effektiv.

Wenn Sie noch untrainiert sind, sind die sog. Frauenliegestützen die richtige Wahl für den Beginn. Das Gewicht liegt bei diesen auf den Knien. Die Ausführung ist deutlich einfacher als bei normalen Liegestützen.

Ihre Unterarme sind im 90°Winkel zu den Oberarmen. Ihre Nase sollte zum Boden zeigen. Ihr

Rücken sollte gerade sein. Ihr Body sollte Spannung aufweisen.

Tipp 3: Diese Bewegung macht traumhaft schöne und straffe Beine

Millionen Frauen sind betroffen – schwaches Bindegewebe, Dellen an den Oberschenkeln.

Leider gibt es bis heute kein Mittel in der Drogerie, welches den Dellen langfristig zu Leibe rücken kann.

Ihre ersten Maßnahmen: Öfter die Treppe und das Fahrrad nutzen und kürzere Strecken auch mal zu Fuß zurücklegen.

Gezielter geht es mit Übungen für straffe Oberschenkel. Das Ziel sind definierte Beine, ohne unschöne Dellen.

Am effektivsten sind Kniebeugen (auch Squats genannt). Ja, tatsächlich. Diese Übungen kennen Sie noch aus der Schulzeit. Hier werden Oberschenkel- und Gesäßmuskeln trainiert. Sie führen die Übung jeden zweiten Tag durch. Dazwischen lassen wir den Muskel etwas wachsen und die Dellen vertreiben.

Zum Aufwärmen: Sie brauchen 5 Minuten. In dieser Zeit springen Sie auf der Stelle, wippen oder machen den Hampelmann. Erst dann folgen die Kniebeugen. Machen Sie so viele Kniebeugen, wie viele Sie am Stück schaffen. Falls Sie genug Kraft haben, können Sie 2 Durchgänge durchführen.

Bei der Kniebeuge werden folgende Muskeln trainiert: Oberschenkelmuskel (Quadrizeps), Oberschenkelrückenseite, Po, unterer Rücken. Also trainiert eine Bewegung gleich mehrere Muskelgruppen.

Ihre Beine werden eine schöne, definierte Form annehmen. Die Haut wird ebenmäßiger. Die Dellen werden deutlich weniger sichtbar sein oder sogar ganz verschwinden. Als ein kleines Extra: ein knackiger Po.

Und jetzt Hand aufs Herz, sind definierte, schlanke Beine nicht ein toller Blickfang in Kleid und Shorts? Shopping macht dann wieder so richtig viel Spaß.

Tipp 4: Mit einer STARRE den gesamten Body straffen

Eine Übung … und

- ✓ der Bauchbereich wird trainiert,
- ✓ der mittlere Bodybereich stabilisiert,
- ✓ die Schultern gefestigt,
- ✓ der Po gestrafft

Was will man mehr?! Eine Übung für alles. Besser geht es nicht. Da geben Sie mir sicher Recht. Es handelt sich um den Unterarmstütz oder eben neu um „Planks".

Mittlerweile werden im Internet Plank Challenge`s organisiert. Überhaupt wird das Thema (obwohl nicht neu) gerade wie eine Modeerscheinung zelebriert.

Die Übung ist einfach, effektiv und Sie können diese Trainingseinheit nach Lust und Laune ausführen. Hauptsache ist: Sie bleiben dran und ziehen das Programm bis zum Erfolg durch.

Und so einfach können Sie die Übung ausführen:

Sie nehmen die Liegestütz-Position ein, aber mit den Unterarmen stützen Sie sich am Boden ab. Ihre Ellenbogen befinden sich hierbei direkt unter den Schultern.

Das Gesäß ist ordentlich angespannt. Beine, Rücken und Kopf bilden eine gerade Linie. Sie halten den gesamten Body angespannt. Sie schauen entspannt nach vorne.

Nun bleiben Sie für 20 Sekunden in dieser Position. Im Laufe des Trainings (in 20-30 Tagen) wird sich diese Haltezeit deutlich verlängern. Falls Sie Anfänger sind, können Sie die Übung 3x/Woche durchführen und steigern langsam später auf 1x/Tag.

Beim Iso-Training spüren Sie das Zittern der Muskeln am Anfang sehr deutlich. Wenn nicht, machen Sie etwas falsch und bauen keine ordentliche Spannung auf.

Tipp 5: Das 2-Punkte-Modell für eine Turbo-Fettverbrennung

Wenn Sie abnehmen möchten (vor allem, wenn es

mehr als 1-2 kg sein sollen), müssen Sie u.a. Fett verbrennen. Die schnellste Lösung ist eine **ideale Kombination** aus:

- Ausdauertraining
- Krafttraining

3 Vorteile auf einen Schlag:

- Sie kommen so richtig ins Schwitzen
- Sie steigern deutlich Ihren Kalorienverbrauch
- Diese Kombination strafft Ihren ganzen Körper

Es gibt sicher jede Menge Tipps und Übungsmethoden und sicher haben auch Sie schon die eine oder andere Übungseinheit im Netz gefunden.

Das Problem ist, dass man, wenn man keine recht schnellen Resultate sieht, zu schnell aufgibt. Deshalb erfahren Sie hier, welche Übungseinheiten recht schnell Resultate zeigen und Ihnen so dabei helfen, Ihr Ziel zu erreichen.

Hier also die **2 TOP-Übungen** ohne Geräte aber mit hohem Energieverbrauch. ACHTUNG! Es wird nicht einfach. Es wird hart. Wenn Sie sehr untrainiert sind, beginnen Sie sehr langsam.

Die erste TOP-Übung: BURPEES

Dies ist eine ausgezeichnete Übung, auch um sich zu

motivieren. Immer wieder aufstehen!

Es ist nichts anderes als eine Liegestützposition, aus der man immer wieder auf die Beine kommt. Natürlich gibt es hier mehrere Varianten (einfach, mit Sprung, mit Liegestütz etc.).

Sie machen eine Liegestützeinheit und springen hoch. Nun machen Sie die nächste Liegestützeinheit und springen wieder hoch. Dies wiederholen Sie so oft Sie können. Natürlich steigern Sie die Wiederholungen im Laufe der Zeit.

Sie können mit Frauenliegenstützeinheiten beginnen und immer wieder hochkommen. Und später, sobald Sie mehr Übung haben und Ihre Arme mehr Kraft gewinnen, machen Sie die normale Liegestützeinheit mit Sprung und wiederholen diese Ausführung nach Lust und Kraft.

Die zweite TOP-Übung: JUMP SQUATS

Squats sind nichts anderes als Kniebeugen. Ja, die Kniebeugen verfolgen Sie schon die ganze Lesezeit, ich weiß. Aber es ist eben die beste Übung für straffe Beine, schlankere Konturen und einen knackigen Po. Und Kniebeugen sind einfach und schnell ausgeführt.

Die Jump Squats sind Kniebeugen mit Sprung. Mit dieser Übung kurbeln Sie die Fettverbrennung so richtig an. Genau das wollen wir erreichen.

Wir wollen endlich den runden Bauch loswerden, die Orangenhaut beseitigen und wieder schlanke Body-

Konturen sehen. Wir wollen unseren Straffen Body.

Trainiert werden dabei:

- Rumpfmuskulatur
- Oberschenkelmuskel
- Hinterer Oberschenkel („Orangenhaut“ ade)
- Innerer Oberschenkel („schwache Haut“ ade)
- Po-Muskulatur
- Waden

Na bitte, EINE Übung, welche gleich 6 „Projekt“-Zonen gleichzeitig trainiert.

Sie machen die normale Kniebeugeneinheit, also runter und hoch … und jetzt Hochsprung (Arme in die Höhe), nun geht es wieder runter und hoch … und Hochsprung.

Wenn Sie die Kniebeugen mit Sprung noch nicht ganz beherrschen oder sich daran noch nicht trauen, dann machen Sie zunächst nur die ganz normalen Kniebeugen. Dann steigern Sie langsam bis zu den Jump Squats. Es lohnt sich wirklich und Sie werden den Erfolg sehen und fühlen.

Und so sieht dann als Beispiel ein 10-Minuten-Training zur Fettverbrennung aus:

Sie trainieren im Intervall.

- 40 Sekunden lang Übung (z.B. Jump Squats) ausführen, 20 Sekunden lang Pause

- 40 Sekunden lang Übung (Jump Squats) ausführen, 20 Sekunden lang Pause,
- 40 Sekunden lang Übung (Jump Squats) ausführen, 20 Sekunden lang Pause
- 40 Sekunden lang Übung (Jump Squats) ausführen, 60 Sekunden lang Pause

Jetzt dasselbe mit der anderen Übung, Burpees! Wieder mir 4 Durchgängen.

Insgesamt also 2 Übungen mit je 4 Durchgängen (wenn Sie es schaffen! Langsam herantasten).

Zeitaufwand der Fettverbrennungs-Reihe: ca. 10 Minuten!

Machen Sie einfach die eigene Challenge. Nehmen Sie sich eine Zeit von x Tagen (z.B. 30) vor. Während dieser Zeit halten Sie sich an Ihren ganz persönlichen Plan.

Sie notieren alle Ausgangswerte, alle Zwischenergebnisse und schauen einfach am Ende der Challenge auf Ihre Ergebnisse.

Sie werden staunen und ganz sicher weitermachen wollen. Versprochen.

Denken Sie bitte daran … es ist Ihr Body! Nur Sie alleine entscheiden, wie viel oder wie wenig Sie abnehmen möchten. Nur Sie bestimmen das Tempo beim Abnehmen und beim Straffen.

Managen Sie Ihre Projekte und haben Sie Spaß dabei.

KAPITEL 7) SO BEHALTEN SIE DIE TOTALE KONTROLLE BEIM ABNEHMEN

Wie viele Diäten haben Sie schon hinter sich? Wie oft haben Sie schon frühzeitig aufgegeben? Wie oft blieb es nur bei dem Vorhaben, dessen Durchführung Sie nie umgesetzt haben?

Wenn Ihre Bilanz so traurig aussieht wie bei den meisten, dann verstehen Sie auch, dass Sie es einfach anders machen müssen.

Dieses Buch hier ist anders. Es handelt nicht nur von Kalorien, Essensplänen und Verzicht. Hier finden Sie auch ungewöhnliche Tipps.

Punkt 1:

Einen interessanten Tipp gab mir eine nette Omi. Eine kleine Dame, die eine Woche lang meine

Tischnachbarin während eines Wellnessurlaubs war.

Ihr Tipp: **Täglich auf die Waage.** Täglich! Immer zur gleichen Zeit. „Das zeigt Dir jedes Mal, ob Du am Tag davor gesündigt hast", pflegte sie zu sagen.

Und tatsächlich. Haben Sie Ihr tägliches Gewicht im Auge, passen Sie auf. Vor allem merken Sie viel früher eine Gewichtszunahme. Sie sehen diese Veränderung nicht erst 7kg später, sondern sofort. Ein großer Vorteil.

Ich muss zugeben, dass es hilft. Denn hat man auf der Waage eine Veränderung in die falsche Richtung, ist man am nächsten Tag achtsamer. Mit der Zeit wird es zur Gewohnheit. Testen Sie es einfach. Vielleicht ist dieser Tipp auch für Sie genau das letzte i-Tüpfelchen, welches Ihnen endlich beim Durchhalten hilft?

Punkt 2:

Ein weiterer Tipp, der uns wie von selbst daran erinnert, dass wir in einen neuen Lebensabschnitt und zum schlankeren „Ich" wechseln: Lassen Sie die so kuschelige und „bequeme Kleidung" im Schrank!

Es soll kneifen und zwicken! Machen Sie es den Fettzellen unbequem! Laden Sie sie aus!

Tatsächlich ziehen viele von uns eine bequeme Hose und weite Pullis an, sobald wir Zuhause sind. „Weit und kuschelig" sind absolut tabu während Ihrer Gewichtsreduktion.

Der Grund ist einfach: Diese Kleidung lädt ganz viele Fettzellen dazu ein, sich bei Ihnen richtig wohlzufühlen. Da drückt nichts und zwickt nichts. Sie können noch so viel essen, Ihr weiter Hosenbund macht alles mit und der große Pulli versteckt die Pfunde.

Sie haben keine Kontrolle darüber, was Kalorien und Pfunde mit Ihrem Body anstellen.

Jetzt machen Sie den Test für nur eine Woche und sehen was sich ändert.

Sie legen alle Weite-Bequeme-Kleidung ganz weit hinten in den Schrank. Nun nehmen Sie für Zuhause normale, gutsitzende, enganliegende Jeans und normal anliegendes T-Shirt oder engen Pulli.

Schauen Sie, was sich ändert. Sie haben ab sofort die Kontrolle. Essen Sie zu große Portionen, macht sich das im Hosenbund sofort bemerkbar. Gehen Sie am Spiegel vorbei, sehen Sie die Pölsterchen und Pfunde. Gnadenlos zeigt die enge Kleidung, was da gerade passiert.

Übrigens: Wenn Sie essen, machen Sie nicht den Fehler, den Hosenbund zu lockern!!! (Wird vor allem bei Männern aber auch bei Frauen beobachtet!)

Die jetzt engere (oder besser passende) Kleidung soll Sie daran erinnern, dass da etwas ist, woran Sie gerade arbeiten. Ab sofort haben Sie die Kontrolle. Von nun an gibt es keine Einladung für die Fettzellen, sich bei

Ihnen wohlzufühlen.

Diese beiden Tipps für Zuhause sind ungewöhnlich, zugegeben. Doch helfen sie uns, die Kontrolle zu behalten. Ab sofort wird es etwas leichter für Sie, den sog. „Inneren Schweinehund“, der da immer gegen unsere Vorhaben (abnehmen, Haut straffen) ankämpft, zu besiegen.

Auch wenn Sie jetzt vielleicht etwas lächeln, es lohnt sich, diesen Test eine Woche lang durchzuhalten. Sie werden sehen, dass sich Ihr Verhalten ändern wird.

KAPITEL 8) NOCH WENIGE SCHRITTE UND SIE ERREICHEN IHR ZIEL

Sie merken es schon, nur eine strenge Diät allein reicht nicht aus, um einen schlankeren und strafferen Body zu bekommen.

Wahre Schönheit kommt von innen und von einem ausbalancierten Lebensstil, den Sie ganz sicher nicht im Regal oder auf der Trainingsmatte finden.

Dieses Haut-und-Body-Konzept-für-die-Frau-ab-40+ ist wie ein „Autopilot". Legen Sie die Route fest. Setzen Sie sich Ihre Zwischenziele. Starten Sie.

Aus den beschriebenen Tipps lässt sich eine ganz individuelle Vorgehensweise erstellen.

Disziplin und Konsequenz sind das A und O des Konzeptes. Der größte Fehler, den die meisten begehen, ist es, einfach zu früh aufzugeben. Sie fallen in alte Muster und alles ist wie gehabt.

Deshalb … nutzen Sie die obigen Tipps. Wenden Sie den Schnell-Start-Tipp an, falls Sie zu den Ungeduldigen gehören und schnelle Resultate sehen müssen, um motiviert zu bleiben.

Vor allem aber… gestalten Sie Ihren neuen Lebensstil. Konzentrieren Sie sich auf Neues, ein eigenes Projekt, den neuen Stil Ihrer Wohnung, Ihren Ölfarben-Kurs, die Segelscheinprüfung, Ihre ehrenamtliche Tätigkeit, lassen Sie Ihr Hobby aufleben …

Erinnern Sie sich noch an den Satz „Sie brauchen Ablenkung, um auf der Route zu bleiben“? Genau das ist Ihr Garant, um das Ziel zu erreichen. Sie dürfen nicht ständig an Kilos, BMI und schwache Haut denken.

Nehmen Sie Ihre Wunsch- und Ihre Zielcollage zur Hand. Das sind die wichtigsten Helfer auf Ihrem Weg. Ihr neuer Lebensstil ist zum Greifen nah.

Sie werden sich wohlfühlen in Ihrem Body, neue Ziele haben und nicht alles auf Tiegel und unwirksame Diätpillen setzen.

Tipp 1: Ihr roter Faden – Das individuelle 6-Schritte-Konzept

Legen Sie Ihr ganz persönliches **Body-Reise-Tagebuch** an. Das ist Ihr persönlicher Reisebegleiter zum schlanken und straffen Body und einem neuen Lebensstil.

Bestandsaufnahme/Ausgangslage
Schreiben Sie Ihren IST-Zustand auf. Definieren Sie Ihr größtes Problem, ähm … Projekt ab jetzt! (Arme, Beine, Gesicht, Gewicht).

Ziele definieren
Was wollen Sie ändern? Wo wollen Sie hin?

Route zum Ziel festlegen
Ernährung, Trainingseinheiten (welche Sie persönlich brauchen!), „Omis-Trick" beachten, Enge-Kleider-Look für Zuhause, Ihr persönliches Projekt.

Abheben/Handeln
Halten Sie Ihr Body-Reise-Tagebuch immer auf dem aktuellen Stand. Ausgangswerte, Trainingsfortschritt, Ihre Projekte und Ihre Lebensziele. Kontrolle, ob Sie noch der geplanten Route folgen, ist nötig. Collagen werden als Motivator und Korrekturhelfer eingesetzt.

Am Ziel ankommen
Sich wohlfühlen. Wellness, Reisen, Sommergenuss, schlanker Body, straffe Haut, neue Pläne. Ihre Wünsche werden Realität. Atemberaubend ist das neue Lebensgefühl, nicht wahr?

Tipp 2: Fragen, die Sie sich bei allen Vorhaben stellen sollten

Viel geschafft. Fantastisches Gefühl. Endlich die ersten Body-Reiseziele erreicht.

Wie wäre es mit einer Detox-Kur als Belohnung für Zwischen-Etappen? Einem neuen Kleid oder einem Trainingsanzug? Einem fantastischen Wellness-Tag in einem Hotel oder der Kosmetikabteilung? Einem Wochenende in den Bergen?

Schauen Sie sich Ihre Wunschcollage an. Da bekommen Sie sicher einige Ideen.

Wie geht es weiter? Sie entscheiden!

Wie sieht Ihr nächstes Projekt aus? Welche Wünsche möchten Sie sich noch erfüllen? Mehr Zeit? Was ist es, was Sie als nächstes geplant haben?

Sie kennen die einfache Formel zum Erfolg. Sie kennen den roten Faden, der Sie zu jedem Ziel führen kann.

Hier noch eine zusätzliche Hilfe, wie Sie mit gezielten Fragen zur erfolgreichen Handlung kommen.

Einfache Fragen bringen mehr Klarheit für Ihre Vorhaben:

- Wie geht das? (abnehmen, straffen, Wohnung einrichten, Roman schreiben,

Garten gestalten, Segeln, ... etc. Ihr Vorhaben)

- Welche Schritte kann/muss ich einleiten? (wiegen, einkaufen, Architekten suchen, Pflanzenbücher besorgen, Gartenerde kaufen, Schreibkurse besuchen etc. je nach Projekt)

- Wo gibt es noch Informationen, die mir dabei helfen, das Ziel zu erreichen? (Bibliothek, Internet, Nachbarn, Hubschrauberpilot, Weltenbummler, Segelschule, Tanzkurse, Selbsthilfegruppe etc. alles Projektbezogen)

- Was muss ich so anpassen, dass es „wie für mich gemacht" ist? (Ausgangswerte, besondere Umstände, konkrete Pläne etc.)

- Wie sieht mein Endzustand, meine Vision aus? (Inspiration, Ideen, Wünsche, Collagen, Vorbilder etc.)

Sicher haben Sie bereits jetzt den Kopf voller Ideen. Zögern Sie nicht lange und trauen Sie sich an die Umsetzung.

Machen Sie Ihr Leben zu Ihrer eigenen Erfolgsgeschichte. Es gibt so viele Möglichkeiten. Und es macht Spaß, sein eigenes Leben zu gestalten.

Warum sollten die 40+ nicht zu den besten Ihres Lebens werden? Wir müssen da so oder so durch.

Also sollten wir uns diese Zeit so fantastisch wie möglich gestalten.

Neue Herausforderungen? Sie werden diese lieben!

Langeweile gibt es bei Ihnen nicht. Es gibt immer ein neues Projekt, welches Sie in Angriff nehmen können. Sie sind der Held Ihrer eignen Lebensgeschichte.

Beginnen Sie in kleinen Schritten. Nichts wird sich ändern, wenn Sie immer wieder Ratgeberbücher lesen, aber die Ratschläge und Informationen nicht in die Tat umsetzen.

Passen Sie die neuen Erkenntnisse an Ihre eigene Situation an und freuen Sie sich über jeden neuen Tag.

KAPITEL 9) IHRE HELFER AUF DEM WEG ZUM SCHLANKEREN ICH

An dieser Stelle finden Sie einige Tipps und Links, welche Ihnen weiterhelfen können. Spezialgebiete überlasse ich gerne Fachleuten.

Säure-Basen-Kochbuch: „Mit basischen Rezepten jeden Tag genießen und in der Balance bleiben“ (GU Gesund Essen) Taschenbuch von Jürgen Vormann (Autor), Karola Wiedemann (Autor)

Basische Ernährung: „Der effektive Weg in ein gesundes Leben“ Taschenbuch – 18. September 2017 von Sabine Voshage (Autor)

Auch Apps können uns das Leben erleichtern.

Lifesum

Lifesum zeigt alle Kalorien und rechnet alles zusammen. Die App rechnet sogar die verbrauchten

Kalorien bei Sport gegen, denn Sie können auch Ihre sportlichen Aktivitäten eintragen.

Runtastic

Egal welche Fitnessaktivitäten Sie am liebsten machen, mit Runtastic können Sie alles tracken, aufzeichnen und Ihre Fortschritte verfolgen. Tolle Unterstützung bei einem Haut-und-Body-Projekt wie unserem hier.

SCHLUSSWORT ZU IHREM NEUSTART

Nun sind wir am Ende unserer gemeinsamen Body-Reise-Planung angekommen.

Sicher haben Sie gemerkt, dass dieses Buch kein klassischer Ratgeber in Sachen „Abnehmen mit 40+“ ist.

Es gab nur wenige Zeilen zu Kalorien, Verzicht oder konkreten Rezepten. Sie haben auch nichts über eine strenge Diät für die Frau ab 40+ gelesen.

Es gab auch keine Empfehlung zu Produkten, welche ihre Cellulite wegzaubern, die Oberarme straffen und ihr Gewicht reduzieren könnten.

Dieses Buch ist ein Reiseplaner zu einem schlanken Body und einer strafferen Haut. Dabei werden alle „Body-Projekte“ ganzheitlich angegangen. Es ist ein Ratgeber direkt aus der Praxis.

Sie haben gesehen, dass Sie den Body auch mit 40+ in Topform bringen können. Mit wenigen Änderungen können Sie bequem abnehmen und dabei Ihre Haut richtig schön straffen.

Sie müssen nicht an Kalorien und Kilos denken. Stattdessen planen Sie lieber Ihre eigene Body-Reise und schaffen sich gleichzeitig einen neuen Lebensstil.

Wenn Sie sich entschließen, Ihre Extrapfunde loszuwerden, muss sich Ihr Lebensstil ändern, um erfolgreich zu sein. Sie müssen Ihre Gewohnheiten ändern und nicht nur Ihr Essverhalten.

Sie müssen wirklich keine großen Opfer bringen, sondern nur Kleinigkeiten ändern. Denn alles was Ihr Body so ab 40+ braucht, ist eine kleine Unterstützung hier und da. Ein gesunder Lebensstil voller Lebensfreude und Projekte.

Ihr kleines Body-Reise-Tagebuch wird Ihnen den Weg zeigen. Sie kennen Ihre Wünsche und Ziele und haben Ihren ganz persönlichen roten Faden angelegt.

Und wie das auf Reisen oft ist, wird die Durchführung von der Planung etwas abweichen. Aber genau das macht das Leben so interessant. Das Leben heißt Veränderung. Aber natürlich lohnt es sich, auf einige Dinge bewusst zu verzichten.

In erster Linie gehört dazu das Streben nach der ewigen Jugend. Wer sich darauf fixiert, hat schon zu Beginn verloren. Auch auf durchfeierte Nächte, wenig Schlaf und übermäßigen Konsum von Alkohol und zu vielen Süßigkeiten lohnt es sich, bewusst zu verzichten.

Unser Körper braucht ab 40+ eine längere Zeit, um sich zu regenerieren, warum also sollte er noch eine extra Arbeit leisten müssen? Also am besten gleich an den „Morgen danach“ denken und das Leben dementsprechend genießen.

Lassen Sie lieber Ihren ganz persönlichen Wünschen Vorrang. Erfüllen Sie sich diese Wünsche. Sie haben jetzt Ihren Autopiloten, mit dem Sie jedes Projekt erfolgreich starten können.

Sie selbst haben es in der Hand und entscheiden wie Ihr Body aussehen soll, wie viele Kilos Sie zu wenig oder zu viel haben.

Lassen Sie sich nicht in Schubladen stecken, es ist Ihr Body, um den es hier geht. Und Sie haben nur diesen einen. Starten Sie jetzt Ihre ganz persönliche Erfolgs-Reise und staunen über die Resultate.

Dieses Buch sollte kein normaler Ratgeber werden, der Ihnen strenge Vorschriften macht oder Diäten und einen speziellen Lebensstil empfiehlt.

Da wir alle verschieden sind, kann es keinen 0-8-15-Plan geben. Was bei Ihrer Freundin funktioniert, kann bei Ihnen kläglich versagen.

Deshalb mein Tipp an Sie: Werden Sie kreativ und gestalten Sie Ihr Leben entsprechend Ihren Wünschen. Erreichen Sie ein Ziel nach dem anderen und leben Sie den Lebensstil, den Sie sich schon immer gewünscht haben.

Versteifen Sie sich nicht auf das Ziel „X Kilos in Y Wochen verlieren“. Bleiben Sie locker. Kleine Rückschläge sind übrigens eine ausgezeichnete Gelegenheit, neu zu beginnen und erfolgreicher zu werden.

Genießen Sie Ihren neuen Lebensstil und verwöhnen Sie Ihren Body. Sie können es schaffen. Und schon bald freuen Sie sich über schlanke Konturen und straffe Haut. Vor allem aber, werden Sie Ihren neuen Lebensstil lieben.

Viel Erfolg auf Ihrer Body-Reise! Und vergessen Sie nicht, „Ansichtskarten“ und Erlebnisse zu sammeln.

Starten Sie Ihre eigene Body-Abenteuer-Reise. Lächeln Sie. Erfüllen Sie sich Ihre Wünsche. Es macht einen Riesenspaß! Versprochen.

Eine Frage an Sie:

Ich hoffe, dass Ihnen das Buch gefallen hat und Sie auch einige Tipps umsetzen konnten. Hätten Sie Lust und Zeit, eine kurze Rezension zu dem Buch über Amazon zu verfassen? Ich würde mich sehr darüber freuen.

Hier ist auch gleich der Link zum Buch:

https://www.amazon.de/Schlanker-Body-Abnehmen-Haut-straffen-ebook/dp/B07G6P5FGV/

LITERATUR

Die Kunst der fernöstlichen Gesichts-Massage: entspannt - lindert Falten - hilft bei Beschwerden Taschenbuch – 1. März 2005 von Marie-France Muller (Autor), Nhuan Le Quang (Autor), Christiane Gsänger (Übersetzer)

Basische Ernährung: Der effektive Weg in ein gesundes Leben Taschenbuch – 18. September 2017
von Sabine Voshage (Autor)

Basische Ernährung: Tipps und Tricks für den Alltag inkl. Rezepte Taschenbuch – 1. September 2017, von Silke Juni (Autor)

New Faceforming. Das sensationelle Gesichtstraining gegen Falten Gebundene Ausgabe – 13. August 2007, von Benita Cantieni (Autor)

Self-Lifting Taschenbuch – 1995, von Camille Volaire (Autor)

Die Haut und die Sprache der Seele: Hautkrankheiten verstehen und heilen. Gebundene Ausgabe – 1. September 2015, von Uwe Gieler (Autor), Klaus-Michael Taube (Autor), Kurt Seikowski (Autor)

Darm mit Charme: Alles über ein unterschätztes Organ - aktualisierte Neuauflage Broschiert – 7. April 2017, von Giulia Enders (Autor)

Natürliches Entgiften: Freiheit für Körper, Geist und Seele Taschenbuch – 25. Mai 2016
von Alexandra Stross (Autor)

HAFTUNGSAUSSCHLUSS

Die Inhalte dieses Buches wurden anhand von anerkannten Quellen recherchiert und geprüft. Der Autor übernimmt dennoch keinerlei Gewähr für die Aktualität, Richtigkeit und Vollständigkeit der bereitgestellten Informationen. Haftungsansprüche gegen den Autor, welche sich auf Schäden gesundheitlicher, materieller oder ideeller Art beziehen, die durch die Nutzung oder Nichtnutzung der dargebotenen Informationen bzw. Durch die Nutzung fehlerhafter und unvollständiger Informationen verursacht wurden, sind grundsätzlich ausgeschlossen, sofern seitens des Autors kein nachweislich vorsätzliches oder grob fahrlässiges Verschulden vorliegt. Dieses Buch ist kein Ersatz für professionelle Beratung und Betreuung.

Dieses Buch verweist auf Inhalte Dritter. Der Autor erklärt hiermit ausdrücklich, dass zum Zeitpunkt der Linksetzung keine illegalen Inhalte auf den verlinkten Seiten erkennbar war. Auf die verlinkten Inhalte hat der Autor keinen Einfluss. Deshalb distanziert der Autor sich hiermit ausdrücklich von allen Inhalten aller verlinkten Seiten, die nach der Linksetzung verändert wurden. Für illegale, fehlerhafte oder unvollständige Inhalte und insbesondere für Schäden, die aus der Nutzung oder Nichtnutzung solcherart dargebotener Informationen entstehen, haftet allein der Anbieter der Seite, auf welche verwiesen wurde, nicht aber der Autor dieses Buches.

Impressum
© Lisa Faustbrandt 2018
1. Auflage
Alle Rechte vorbehalten.
Nachdruck, auch auszugsweise, verboten.
Kein Teil dieses Werkes darf ohne schriftliche
Genehmigung des Autors in irgendeiner Form reproduziert,
vervielfältigt oder verbreitet werden.
Kontakt: Daniel Fuks Baumeisterstr 2A, 12159 Berlin
Lektorat: Katharina Schubert
Coverfoto: fotolia.de

32655028R00047

Printed in Poland
by Amazon Fulfillment
Poland Sp. z o.o., Wrocław